BEI GRIN MACHT SICH IHR WISSEN BEZAHLT

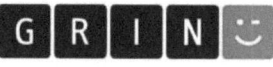

Gesundheitsförderung und Prävention in Lebenswelten. Das Beispiel "Schule"

Nele Lisann Schubert

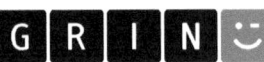

Bibliografische Information der Deutschen Nationalbibliothek:

Die Deutsche Nationalbibliothek verzeichnet diese Publikation in der Deutschen Nationalbibliografie; detaillierte bibliografische Daten sind im Internet über http://dnb.d-nb.de abrufbar.

ISBN: 9783346275684
Dieses Buch ist auch als E-Book erhältlich.

Druck und Bindung: Books on Demand GmbH, Norderstedt Germany
Gedruckt auf säurefreiem Papier aus verantwortungsvollen Quellen

Das vorliegende Werk wurde sorgfältig erarbeitet. Dennoch übernehmen Autoren und Verlag für die Richtigkeit von Angaben, Hinweisen, Links und Ratschlägen sowie eventuelle Druckfehler keine Haftung.

Das Buch bei GRIN: https://www.grin.com/document/934198

Deutsche Hochschule für
Prävention und Gesundheitsmanagement
Hermann Neuberger Sportschule 3
66123 Saarbrücken

Einsendeaufgabe

Fachmodul: Gesundheitsförderung und Prävention in Lebenswelten

Studiengang: Gesundheitsmanagement

Matrikelnummer:

Name, Vorname:

Schubert, Nele Lisann

Studienort:

Hamburg

Semester:

Wintersemester 2016

Inhaltsverzeichnis

1 Analyse der Ausgangssituation

Im Verlauf dieser Aufgabe wird der aktuelle Standpunkt eines Gymnasiums in Hannover untersucht und dargestellt.

1.1 Rahmenbedingungen

Die folgende Tabelle stellt die Rahmenpunkte des gewählten Settings da.

Tab.1: Darstellung der Rahmenbedingungen des ausgewählten Settings (eigene Darstellung, 2019)

Name:	
Schulform:	Gymnasium
Zusatz:	Die Schule in Hannover ist in den letzten Jahren mehrfach als Umweltschule ausgezeichnet worden. Zusätzlich arbeitet sich mit diversen pädagogischen KonzepterKlassenlehrerteams in Jahrgang 5 & 6
	- Förder- und Forderunterricht
	- Doppelstundensystem
	- Mentorenprojekt der Schülervertretung
	- Lions-Quest Jahrgang 5-8
	- Konzept Sucht- & Gewaltprävention
	- Mobbing Intervention
	- Schule und Neue Medien (Pilotprojekt Medienentwicklung)
Art der Institution:	Bildungsinstitution
Standort:	
Größe der Institution:	
Arbeits- bzw. Öffnungszeiten:	Montag bis Freitag
	Ausgenommen Feiertage und Schulferien des Landes Niedersachsen
Soziale Rahmenbedingungen:	Die Schule liegt mittig der Stadtbezirke Vahrenwald-List und Groß-Buchholz direkt am Rande der Eilenriede

1.2 Personengruppen im gewählten Setting

Im dem ausgewählten Setting sind folgende Personengruppen vertreten:

- Schülerinnen und Schüler
- Lehrerinnen und Lehrer
- Schulleitung und Koordinator/in
- Beratungslehrer/innen, Sozialpädagogen und Sozialpädagoginnen
- Referendarinnen und Referendare
- Sekretäre und Sekretärinnen

- Hausmeister

- Reinigungspersonal

Tab. 2: Detaillierte Darstellung der Schülerinnen und Schüler (eigene Darstellung, 2019)

Anzahl:	Insgesamt ca. 2000 Schüler
Altersstruktur:	**5.-7. Klasse:** 10-13 Jahre
	8.-10. Klasse: 13-16 Jahre
	11.-13. Klasse: 16-19 Jahre
Geschlechterverhältnis:	Das Geschlechterverhältnis ist gleichmäßig aufgeteilt
Alltagssituation:	• Unterrichtet wird 5 Tage die Woche von Montag bis Freitag im Doppelstundensystem
	• Unterrichtszeiten für die Klassen 8.-13.
	7:50 – 16:50
	• Unterrichtszeiten für die Klassen 5.-7.
	7:50 – 15:10
	• Nach jeder Doppelstunde erfolgt eine 25 Minütige Pause. Die Pause nach der 8. Stunde bis zur 9. Stunde beträgt 10 Minuten
	• Durchschnittlich 22-28 Schüler pro Klasse
	• In der Pausenhalle befindet sich eine Cafeteria, in der sich die Schülerinnen und Schüler belegte Brötchen, Obst, Salat-Cups, Getränke, Kaffee und Süßigkeiten kaufen können
	• Die Schule wird außerdem von Meyer Menü beliefert. Dort können die Schüler und Schülerinnen sich anmelden und am Anfang der Woche über das Internet auswählen was sie essen möchten
	• Sport ist in allen Stundenplänen mit einer Doppelstunde vorhanden
	• In der 5 Klasse haben die Schülerinnen und Schüler die Möglichkeit sich für einen Schwerpunkt zu entscheiden. Sie können zwischen der Französisch-, Latein-, Spanisch-, Forscher- oder Bläserklasse wählen
	• Für die Jahrgänge 5-7 gibt es nach der Schule die Möglichkeit diverse AG's oder den Förderunterricht zu besuchen
	• Für die Jahrgänge 8-13 gibt es ebenfalls die Möglichkeit sich musisch, künstlerisch, sprachlich oder sportlich zusätzlich zu engagieren
	• Besonders ist die Schulsanitäts-AG die, die Schülerinnen und Schüler zusammen mit der Johanniter-Unfall-Hilfe Hannover ausbildet um vor Ort den Bereitschaftsdienst zu übernehmen.
Fazit aus gesundheitlicher Sicht:	Folgende Kriterien könnten die Schülerinnen und Schüler in gesundheitlicher Sicht beeinflussen:
	• Wenig Bewegung durch primär sitzende Unterrichtsstunden
	• Wenig Freizeit, durch Nachmittags Unterricht bis 16:50 ab Klasse 8
	• Psychischer/physischer Stress durch Gewalt, Mobbing, Gruppenbildung, Ausgrenzung in den Klassen
	• Leistungsdruck durch Eltern, Lehrer oder Schüler/in selbst
	• Zukunftsangst durch schlechte Noten oder fehlenden Orientierungsmöglichkeiten

Tab. 3: Detaillierte Darstellung der Lehrerinnen und Lehrer (eigene Darstellung, 2019)

Anzahl:	130 Lehrkräfte
Altersstruktur:	Durchschnittsalter liegt zwischen 40 und 50 Jahren
	Referendare im Alter zwischen 20 und 30 Jahren
	Älteste Lehrkraft 63 Jahre
Geschlechterverhältnis:	60% weibliche Lehrkräfte
	40% männliche Lehrkräfte
Alltagssituation:	Je nach Anstellung unterrichtet jeder Lehrer/in bis zu 20 Stunden
	Weitere Aufgaben (Zu Hause /in der Schule):
	• Vorbereitung, Planung und Nachbereitung der Unterrichtsstunden
	• Erstellen und Korrigieren von Hausarbeiten und Klassenarbeiten
	• Vorbereitung und Durchführung von Elternabenden/Elternsprechtagen
	• Klassenfahrten/Tagesausflüge
	• Pausenaufsicht
	• Schulprojekte und AG's
	• Ggf. Klassenkonferenzen und Lehrerversammlungen
Fazit aus gesundheitlicher Sicht:	Folgende Kriterien könnten die Lehrer/innen in gesundheitlicher Sicht beeinflussen:
	• Körperliche Belastung durch ständiges stehen im Unterricht
	• Wenig sportliche Aktivität im Schulalltag
	• Psychischer/physischer Stress und Belastungsdruck durch Kollegen und Kolleginnen, Schüler und Schülerinnen, Schulleiter, Eltern und das eigene subjektive Empfinden
	• Ständige Belastung durch große Verantwortung für Schülerinnen und Schüler
	• Geringe Wertschätzung für erbrachte Leistung

1.3 Analyse gesundheitsbezogener Daten

1.3.1 Datenlage zur allgemeinen Gesundheitssituation und des Gesundheitsverhalten der Schülerinnen und Schüler

Da der Unterricht in der Alltagssituation primär im sitzen gestaltet wird bringt das Setting Schule durch Bewegungsmangel ein permanentes Gesundheitsrisiko mit sich (Hamilton, Healy, Dustan, Zderic & Owen, 2008). Die WHO empfiehlt mindestens 60 Minuten körperliche Aktivität pro Tag. Nur 29,9% der Jungen und 22,4% der Mädchen im Alter von 3-17 erreichen diese Empfehlung. Die Altersgruppe von 3-10 erreicht diese Empfehlung wesentlich seltener (Robert-Koch-Institut, 2018, S. 24).

Einhergehend zu dem Gesundheitsrisiko verursacht durch Bewegungsmangel werden immer mehr Kinder und Jugendliche erfasst, die an Übergewicht oder Adipositas leiden. Im Alter von 3-17 Jahren sind 15% übergewichtig und sogar 6,3% davon adipös. Hier spielen Sozialstatus und Migrationshintergrund eine entscheidende Rolle (Deutsche-

Adipositas-Gesellschaft (DAG) e. V., 2014). Überwiegend ist der Verzehr von primär ungesunden und zuckerhaltigen Lebensmitteln, die das Gesundheitsrisiko an Übergewicht oder Adipositas zu erkranken unterstützen. Der Verzehr an ungesunden Lebensmitteln nimmt mit dem Alter zu. Auffällig ist auch das, dass Ernährungsverhalten sehr stark mit dem Sozialstatus verknüpft ist. Ein ungesundes Ernährungsverhalten lässt sich primär in sozial schwächeren Familien feststellen, welches durch mangelnde Bildung oder finanzielle Möglichkeiten zustande kommt (Robert-Koch-Institut & Statistisches Bundesamt, 2008). Auch hierbei orientieren sich Kinder und Jugendliche an ihrem äußeren Umfeld und übernehmen die Angewohnheiten, die ihnen vorgelebt werden (Richter, Bohn, Lampert, 2011).

Eine zusätzliche Gesundheitsbelastung stellen auch Allergien oder Erkrankungen wie Asthma und Neurodermitis da. Auch psychische Erkrankungen treten im Kindes- und Jugendalter immer häufiger auf. Angststörungen, Depressionen, aggressiv-dissoziale Auffälligkeiten und hyperkinetische Verhaltensmuster betreffen weltweit ein fünftel der Schülerinnen und Schüler und beeinflussen Bildungserfolg, berufliche Möglichkeiten und das Wohlbefinden (Robert-Koch-Institut, 2008, S. 21).

Ein weites Thema stellt Alkohol- und Drogenkonsum da. Die Raucherquote bei Kindern und Jugendlichen ab dem 13 Lebensjahrsteigt bei den Mädchen auf 31,2% und bei den Jungen sogar auf 37,8% an. Auch beim Thema Alkohol wird regelmäßig Missbrauch betrieben (Robert-Koch-Institut, 2013, S. 2). Dieser ist laut der BZgA auch die wohl am häufigsten konsumierte Droge. Beeinflusst wird dieses Verhalten primär durch den Sozialstatus, die Eltern, den Freundeskreis oder auch die Schulform. So lässt sich erkennen, dass Schülerinnen und Schüler die eine Hauptschule besuchen, deutlich öfter zu einer Zigarette greifen, als Schüler/innen anderer Schulformen (Lampert & Thamm, 2007).

Speziell in der Zeit von der 5. bis zur 13. Klasse durchlaufen die Schüler einen enormen Entwicklungsprozess zu einer jungen erwachsenen Person. Leistungsdruck und Sozialer Druck in der Schule, so wie auch im privaten Leben begleiten die Jugendlichen durch den Alltag und stellen eine psychische Belastung da, aus der ein gesundheitliches Problem entstehen kann. Diese erhöhten Leistungsanforderungen finden in einer sehr sensiblen Entwicklungsperiode statt und können das Selbstwertgefühl und die Selbstwahrnehmung langfristig beeinflussen. 26,9% der Jungen und 28,9% der Mädchen fühlen sich durch die Anforderungen in der Schule einigermaßen strak oder sehr stark belastet. Dieser Wert erhöht sich mit zunehmendem Alter und ist bei weiblichen Jugendlichen noch ausgeprägter als bei männlichen (HBSC-Studienverbund Deutschland, 2015, S.1).

1.3.2 Datenlage zur allgemeinen Gesundheitssituation und des Gesundheitsverhalten der Lehrerinnen und Lehrer

In einer Studie der DAK wurden 500 Lehrerinnen und Lehrer zum Thema ihrer Gesundheit befragt. 25% der Lehrkräfte bezeichneten ihren Gesundheitszustand als weniger gut oder schlecht und sogar 55% äußerten sich, dass sie im letzten Jahr zur Arbeit gegangen sind obwohl sie sich eigentlich krank gefühlt haben. Präventionsprogramme sind eine Seltenheit, denn 70% gaben an, so was an ihrer Schule nicht zu haben. Jedoch versuchen sich 77% der Lehrkräfte in ihrer Freizeit mit gesundheitsfördernden Maßnahmen fit zu halten. Erkrankungen des Muskel-Skelett-Apparates, Herz-Kreislauf-Erkrankungen, psychische und psychosomatische Beschwerden gelten als wesentliche Ursachen für einen frühzeitigen Ausstieg aus dem Lehrerberuf (DAK, 2016, S.1).

Folgende Belastungsfaktoren prägen den Alltag der Lehrkräfte:

- Lärm, Raumklima (physikalische Faktoren)
- Gefahren- & Baustoffe im Fachunterricht (chemische Faktoren)
- Bildschirmarbeitsplätze (ergonomische Faktoren)
- Große Verantwortung und hohes Anforderungsniveau (psychische Faktoren)

Folglich klagen Lehrkräfte über Nacken,- Rücken-, & Kreuzschmerzen, Erschöpfung, Müdigkeit, Kopfschmerzen, Schlafstörungen und Angespanntheit. Pädagogen zählen bisher zu den Berufsgruppen bei denen am häufigsten eine Burn-out Erkrankung festgestellt wurde. Es wird angenommen, dass etwa 3-5% der Lehrer/innen an einem Burn-out leiden, allerdings liegen hier zu keine verlässlichen Daten vor.

1.4 Ableitung von Handlungsschwerpunkten

Anhand der Datenanalyse werden jeweils zwei Handlungsschwerpunkte zur Gesundheitsförderung und Prävention für Schüler/innen und Lehrkräfte bestimmt.

1.4.1 Handlungsschwerpunkt 1 für Schülerinnen und Schüler

Der erste Handlungsschwerpunkt beschäftigt sich mit dem Thema Stressregulation und Stressmanagement. Das Jugendalter wird oft als schwierige Lebensphase angesehen, da die Kinder bzw. Jugendlichen sich in einer extremen Entwicklungsphase befinden und anfangen vieles zu hinterfragen, was früher selbstverständlich war (Lohaus, Fridrici &

Domsch, 2017, S. 2). Hinzu kommt Schlussstress und Leistungsdruck durch das soziale Umfeld, Schule und die Eltern. Dauerhaftes Stresserleben ist mit psychischen und physischen Folgeerscheinungen verbunden.

1.4.2 Handlungsschwerpunkt 2 für Schülerinnen und Schüler

Der zweite Handlungsschwerpunkt beschäftigt sich mit der Verbesserung des Bewegungsverhaltens und der Bewegungsverhältnisse im Schulalltag. Der Schulalltag wird primär sitzend gestaltet und bietet wenig Bewegungsfreiraum, daraus resultieren erhebliche Gesundheitsrisiken.

1.4.3 Argumentation der Handlungsschwerpunkte für Schülerinnen und Schüler

1. Argument: Der erste Ansatzpunkt zur Einführung in das Thema Stressregulation und Stressmanagement ist die Sensibilisierung um den Kindern und Jugendlichen vor Augen zu führen, welches ihre potentiellen Stressoren sind (Lohaus, 2017, S. 170)

2. Argument: Die Beschäftigung mit gesundheitsriskantem Verhalten im Jugendalter ist entwicklungspsychologisch wie auch gesundheitspolitisch sehr wichtig, denn gerade in dieser Lebensphase etablieren und festigen bzw. habitualisieren sich individuelle Verhaltensweisen, die dann im Erwachsenenalter fortgeführt werden (Hurrelmann, 2000).

3. Argument: Lern- und Entwicklungsprozesse finden immer in Interaktion mit der Umwelt statt, wobei zwei Persönlichkeitsmerkmale für die individuelle Stressbelastbarkeit des Organismus maßgeblich sind, nämlich die individuelle Vulnerabilität und Resilienz. Resilienz ist ein Entwicklungsprozess, liegt in der Kindheit noch nicht vor, ist aber maßgeblich an der Entwicklung eines gesunden Selbstwertgefühls von Kindern und Jugendlichen beteiligt (ASTI®, 2006).

1.4.4 Handlungsschwerpunkt 1 für Lehrkräfte

Der erste Handlungsschwerpunkt setzt sich mit dem Erlernen von Stressregulierenden Kompetenzen und Achtsamkeit. Die aktuelle Gesundheitssituation zeigt eine hohe Prävalenz von psychosomatischen Erkrankungen bei Lehrkräften. Aufgrund des permanent ansteigenden Leistungsdrucks und der extremen psychischen Belastung kommt es zu zahlreichen krankheitsbedingten Ausfällen und körperlichen Beschwerden, wie Rücken, Kopf- und Nackenschmerzen.

1.4.5 Handlungsschwerpunkt 2 für Lehrkräfte

Der zweite Handlungsschwerpunkt beschäftigt sich mit der Schaffung von gesundheitsförderlichen Arbeitsbedingungen. Berücksichtigt wurde hierbei die Gesamtzahl der wöchentlichen Unterrichtsstunden, Gesamtanzahl und Zeitbedarf für zu leistende Tätigkeiten, Zeit für außerunterrichtliche Aufgaben, Klassengröße, Schultyp und die wöchentliche Gesamtarbeitszeit. Eine entscheidende Rolle spielt hierbei auch das Aufwand-Anerkennungs-Verhältnis, bei dem berufliche Verausgabung und Anerkennung im Einklang mit einander sein sollten.

1.4.6 Argumentation der Handlungsschwerpunkte für Lehrkräfte

1. Argument: Psychisch beeinträchtigte Lehrkräfte berichten ein stärkeres Ungleichgewicht zwischen der tätigkeitsbezogenen Verausgabung und Anerkennung. Es konnte der Zusammenhang bestätigt werden, dass ein vergleichsweise höherer Aufwand bei niedrigerer Belohnung in Form von geringerer Wertschätzung, Arbeitsplatzsicherheit und Gehalt bzw., beruflichem Aufstieg mit beeinträchtigter psychischer Gesundheit einhergeht (Seibt, Galle & Dutchke, 2007).

2. Argument: Die Anforderungen an den Lehrberuf werden vielfältiger und belastender, und von dieser Entwicklung ist kein Ende abzusehen. Gleichzeitig wird die Schule ein immer wichtigerer Ort, um gesellschaftlich dringend benötigte Erziehungs- und Bildungsprozesse verlässlich in die Wege zu leiten und zu sichern (Storch, Krause, Küttel, 2007).

3. Argument: Zur Gesundheitsförderung und zur Prävention stressbedingter Gesundheitsrisiken liegt es daher nahe, nicht nur an den Stressoren anzusetzen, mit

dem Ziel diese zu reduzieren oder ganz auszuschalten, sondern auch an den individuellen Bewältigungskompetenzen mit dem Ziel, diese zu stärken und zu erweitern (Kaluza, Chevalier, 2018).

2 Schwerpunkthema für ein Projekt zur Gesundheitsförderung im gewählten Setting

2.1 Zielgruppe

Die ausgewählte Zielgruppe umfasst Jugendliche im Alter von 15 bis 19 Jahren.

2.1.1 Begründung der Auswahl der Zielgruppe

Die Zielgruppe beschäftigt sich mit Jugendlichen im Alter zwischen 15 und 19 Jahren. In diesem Lebensabschnitt sind die Jugendlichen in einer intensiven Entwicklungsphase und für gesundheitsfördernde Maßnahmen im Rahmen des Schulalltags leicht erreichbar. Somit wird jeder soziale Status berücksichtigt.

2.2 Ausgewählter Handlungsschwerpunkt

Der ausgewählte Handlungsschwerpunkt ist das Thema Stressbewältigung.

2.2.1 Begründung

Dass Stress auch schon ein Thema im Kindes- und Jugendalter ist zeigt die Studie des Instituts für Sozialforschung in der 15% der Kinder angaben das sie sich oft gestresst und 35% angaben sich manchmal gestresst zu fühlen (Lohaus, 2017, S. 163). Im Einklang lässt sich feststellen dass auch schon im Jugendalter viel häufiger psychische und physische Beschwerden auftreten welche erhebliche Folgen auf die Entwicklung haben können. Gründe für die Zunahme sind demnach wohl vielfältige Verpflichtungen, volle Terminkalender und ein erhöhter Medienkonsum. Vorrangig wird das Thema Medienkonsum beleuchtet, da durch einen verstärkten Medienkonsum die Zeit für andere Aktivitäten wie Lernen und Bewegung fehlt (Lohaus, 2017, S. 167). Bei dieser Gruppe ist die Schulunlust auffällig ausgeprägt (Paulus et al., 2012). Als möglicher Bewältigungsansatz wird zum Beispiel die Sensibilisierung angestrebt um den Jugendlichen bewusst zu machen, welche Situationen bei ihnen primär stressauslösend sind, bevor aktiv an einer Bewältigungsstrategie gearbeitet werden kann (Lohaus, 2017, S. 170).

2.2.2 Spezifische Ausgangssituation für den Handlungsschwerpunkt

Laut dem Präventionsradar der DAK-Gesundheit aus dem Jahr 2017 leidet fast jeder zweite Schüler unter Stress. Auffällig ist, dass Mädchen sich öfter gestresst fühlen als Jungen (DAK-Gesundheit, 2017). Auch schon in jungen Jahren kann man davon ausgehen, dass Stresserleben mit physischen und psychischen Folgeerscheinungen verbunden ist. Wahrscheinlich ist dieses vor allem bei immer wiederkehrendem Stresserleben. Hierdurch wird die Aktivierung des Stresshormons Kortisol verursacht. Bei chronischer Überaktivierung können physische und psychische Erschöpfungssymptome die Folge sein. Kopfschmerzen, Schwindel, Übelkeit, Bauchschmerzen, Schlaflosigkeit und Appetitlosigkeit sind die am häufigsten genannten Beschwerden. Den größten Stressfaktor stellt nach einer Studie des Instituts für Sozialforschung die Schule mit 33% da (Lohaus, 2017, S. 164).

2.3 Zielsetzung

Ziel des Projekts soll es sein, den Jugendlichen Methoden und Bewältigungsstrategien an die Hand zu geben um mit den im Schulalltag auftretenden Stresssituationen besser umgehen zu können. Auf langfristige Sicht soll so auch der physische Gesundheitszustand der Jugendlichen gefördert werden.

2.3.1 Begründung

Die Zielsetzung ergibt sich aus der Ausgangssituation und dem Handlungsschwerpunkt. Die Schule gilt als optimales Setting auf der Ebene der Verhaltensveränderung. Das Schulalter wird als effektive Lernphase angesehen um gesundheitsfördernde Verhaltensmaßnahmen in den Alltag zu integrieren (Pahmeier & Thiemann, 2013).

3   Recherche Modellprojekt

In der folgenden Modellprojekt Recherche wird das Fit4future-Programm der DAK-Gesundheit und der Agentur für Lebensqualität „fischimwasser" für Jugendliche im Alter zwischen 15 und 19 Jahren thematisiert. Zusätzlich wird Fit4future „Kids" angeboten, in diesem Fall werden Jugendliche im Alter zwischen 6 und 12 Jahren betreut.

Tab. 4: Modellprojekt „fit4future Teens" (eigene Darstellung, 2019)

Titel des Modelprojekts	Fit4future Teens
	Die Initiative gegen Schulstress, für bewusste Ernährung und mehr Bewegung.
Projektlaufzeit	2 Jahre
Initiatoren/ durchführende Institutionen	DAK Gesundheit, Cleven-Stiftung, Agentur für Lebensqualität „fischimwasser" und Prof. Dr. Ingo Froböse
Ausgangssituation und Ziele	Ausgangssituation:
	- Verringerte Alltagsaktivität (Schule & Freizeit)
	- Anstieg von Adipositas und Übergewicht
	- Anstieg psychosomatischer Beschwerden
	- Erhöhtes Stressempfinden und daraus resultierende körperliche Beschwerden
	- Bewegungsarmut in Schulen
	- Anstieg des Medienkonsums
	Ziele:
	- Integration von Bewegung in den Alltag
	- Förderung der Konzentrationsfähigkeit
	- Bekämpfung von Übergewicht und Bewegungsarmut
	- Vermittlung von Freude an Bewegung und gesunder Ernährung
	- Nachhaltige Veränderung des Essverhaltens
	- Integration und Motivation der Eltern zu einem gesunden Lebensstil
	- Integration des Themas Ernährung in den Unterricht und Schulalltag
	- Integration von Entspannungsübungen und Stressbewältigung
	- Verbesserte Leistung durch Gehirntraining
Methoden bzw. Projektaufbau –ablauf	**Verfügbare Materialien und Inhalte:**
	- ein Area-Manager als direkter Ansprechpartner
	- Hotline und Online Beratung
	- Podcast-Reihe und Online-Workshops für Lehrer
	- Geschlossener Mitglieder Bereich mit Materialien zum downloaden
	- Fit4future Blog
	- Fit4future-Box mit hochwertigem Spiel- und

	Sportgeräten - Fit4future-Toolbox (Unterrichtsmaterial für Bewegungspausen) - Unterrichtsmaterial zu „Stressmanagement", „Bewegung" und „Ernährung" **1. Jahr** - Schwerpunkt: Umgang mit Stress - Live –Workshop zum Start des Programms o Optionale Kick-Off-Veranstaltung an der Schule - Schule erhält fit4future-Box und fit4future-Toolbox - Online-Workshop - Kursangebot - Etablierung der Inhalte und Materialien an der Schule und im Unterricht - Evaluation: Eingangs- und Ausgangsbefragung zum Start des Schuljahres **2. Jahr** - weiteres Schwerpunktthema - Möglichkeit zur Bestellung von Ersatzmaterial für die fit4future-Box - Digitale Tools zur Vertiefung des Schwerpunktthemas - Weitere Materialien und Broschüren - Etablierung der neuen Inhalte - Evaluation: Eingangs- und Ausgangsbefragung zum Start und Ende des Schuljahres
Projektevaluation/Ergebnisse	Eingangs- und Ausgangsbefragungen am Anfang und Ende des Schuljahres
Schlussfolgerung für die Praxis	Durch das Projekt Fit4future „Teens" werden Jugendliche intensiv mit dem Thema gesunde Ernährung und ausreichend Bewegung vertraut gemacht. Primär wird jedoch der Fokus auf das Thema Stressbewältigung gelegt, da laut dem DAK-Präventionsradar 2017 jeder zweite Schüler unter Stress leidet. Durch die spielerische Umsetzung und die leicht einzuhaltenden Vorgaben für Lehrkräfte lässt sich der Unterricht abwechslungsreich und bewegungsintensiver gestalten. Die fit4future-Box und die fit4future-Toolbox, so wie Workshops unterstützen die Lehrer bei einem optimalen Umsetzungsprozess. Durch die genaue zeitliche Strukturierung können Schritt für Schritt mehr Inhalte in den Unterricht eingebaut und ausprobiert werden. Der zeitliche Rahmen von zwei Jahren bietet den Schülerinnen, Schülern und Lehrkräften auch die Möglichkeit sich selbst zu reflektieren.
Genutzte Literaturquellen	Internetquelle: https://kids.fit-4-future.de/de/kids/programm

3.1 Beurteilung des Modellprojekts

Das fit4future-Programm erfüllt die Kriterien und Ansprüche des GKV-Leitfadens (GKV-Spitzenverband, 2014, S. 43-44) und zielt genau auf den Bedarf der Altersgruppe 15 bis 19 ab. Die Kombination aus mehreren Schwerpunkten ermöglicht eine umfassende Aufklärung und Verständnis für den Zusammenhang der einzelnen Komponenten. Durch die Integration in den Schulalltag und das einbeziehen des Elternhauses soll das gelernte Verhalten zur Routine werden und fest im Leben verankert sein. Mit diesem Programm, legt die DAK-Gesundheit und die Agentur für Lebensqualität einen wichtigen Grundstein für die Zukunft der Jugendlichen um in eine erfolgreiche und vitale Zukunft zu starten. Anhand der erlernten Methoden und Bewältigungsstrategien können sie Stresssituationen überwinden und optimal für ihre körperliche Fitness sorgen. Digitale Tools fördern Motivation und bieten praktische Anregungen für ein gesundheitsbewussteres Verhalten. Diese können sowohl im Setting Schule als auch zu Hause angewendet werden. Durch Eingangs- und Ausgangsbefragungen können im Sinne der Evaluation Fortschritte oder Fehler permanent überwacht und enttarnt werden. Positiv lässt sich auch die Verfügbar- und Übertragbarkeit für alle Schulformen bewerten, da auf die unterschiedlichen Bedürfnisse der Jugendlichen eingegangen werden kann, unabhängig von Geschlecht, familiärer und kultureller Herkunft sowie sozialökonomischer Status.

Die eingefügte Gliederung muss entsprechend der Aufgabenstellung angepasst werden! Tipp: Gliederungsformate können zeilenweise kopiert und nach Bedarf eingefügt oder gelöscht werden.

4 Literaturverzeichnis

ASTI®-*Schule* Stress- und sinnzentriertes Konfliktmanagement in der Schule aktiv — biofeedbackunterstützt. Ein Präventionsprogramm zur psychohygienischen Er ziehung.(2006). In: Biofeedback in der Praxis. Springer, Vienna

DAK, 2016. Zugriff am 22.4.2019.Verfügbar unter: https://www.dak.de/dak/bundes-themen/fast-jeder-zweite-schueler-leidet-unter-stress-1936264.html

Deutsche Adipositas-Gesellschaft (DAG) e.V., D. D. (2014). Interdisziplinäre Leitlinie der Qualität S3 zur „Prävention und Therapie der Adipositas" (Version 2.0 April 2014). Zugriff am 29.4.2019. Verfügbar unter: https://www.adipositas-gesellschaft.de/fileadmin/PDF/Leitlinien/050-0011_S3_Adipositas_Praevention_Therapie_2014-11.pdf

GKV-Spitzenverband. (2014). Leitfaden Prävention. Handlungsfelder und Kriterien des GKV-Spitzenverbandes zur Umsetzung der §§20 und 20a SGB V vom 21.Juni 2000 in der Fassung vom 1. Oktober 2018. Berlin. Zugriff am 8.5.2019. Verfügbar unter: https://www.gkv-spitzenver-band.de/media/dokumente/presse/publikationen/Leitfaden_Pravention_2018_barriere frei.pdf

Hamilton, M. T., Healy, G. N., Dunstan, D. W., Zderic, T. W. & Owen, N. (2008). *Too Little Exercise and Too Much Sitting*: Inactivity Physiology and the Need for New Recommendations on Sedentary Behavior. Current cardiovaskular risk reports, 2 (4), 29.

HBSC-Studienverband (2015). Schulische Belastung von Kindern und Jugendlichen. *Facktenblatt zur Studie Health Behaviour of School-age Children.*

Hurrelmann, K. (2000*). Gesundheitssoziologie.* Weinheim/Mfinchen: Juventa. Jessor, R. (200 I). Problem-Behavior Theory. In: Raithel, J. (Hrsg.). Risikoverhaltensweisen Jugendlicher. Formen, Ursachen und Pr~ivention. Opladen: Leske + Budrich, 61-78.

Kaluza G., Chevalier A. (2018) *Stressbewältigungstrainings für Erwachsene.* In: Fuchs R., Gerber M. (eds) Handbuch Stressregulation und Sport. Springer Reference Psychologie. Springer, Berlin, Heidelberg

Lampert, T., & Thamm, M. (2007). Tabak-, Alkohol- und Drogenkonsum von Jugendlichen in Deutschland. Ergebnisse des Kinder- und Jugendgesundheitssurveys (KiGGS) (Bde. 50 (5-6)). *Bundesgesundheitsblatt - Gesundheitsforschung - Gesundheitsschutz.* Von https://doi.org/10.1007/s00103- 007-0221-y abgerufen

Lohaus A. (2018) *Stressmanagementtrainings für Kinder und Jugendliche.* In: Fuchs R., Gerber M. (eds) Handbuch Stressregulation und Sport. Springer Reference Psychologie. Springer, Berlin, Heidelberg

Lohaus A., Fridrici M. & Domsch H. (2017) *Jugendliche im Stress.* Was Eltern wissen sollten. Springer-Verlag GmbH Deutschland. Springer, Berlin, Heidelberg.

Richter M., Bohn V., Lampert T. (2011) *Kinder und Jugendliche: Die Gesundheit der heranwachsenden Generation.* In: Schott T., Hornberg C. (eds) Die Gesellschaft und ihre Gesundheit. VS Verlag für Sozialwissenschaften

Robert-Koch-Institut (2018). Körperliche Aktivität von Kindern und Jugendlichen. *Journal of Health Monitoring,* S. 24-31.

Robert-Koch-Institut (2013). Die Gesundheit von Kindern und Jugendlichen in Deutschland. *KiGGs.*

Robert Koch-Institut & Statistisches Bundesamt. (2008). Lebensphasenspezifische Gesundheit von Kindern und Jugendlichen in Deutschland. Ergebnisse des Nationalen
Kinder- und Jugendgesundheitssurveys (KiGGS). Berlin: Robert Koch-Institut
(RKI). Von
http://www.rki.de/DE/Content/Gesundheitsmonitoring/Gesundheitsberichterstatt
ung/GBEDownloadsB/KiGGS_SVR.pdf?__blob=puplicationFile abgerufen

Pahmeier, I. & Tiemann, M. (2013). *Sport und Gesundheit*. In A. Güllich & M. Krüger
(Hrsg.), Sport. Das Lehrbuch für das Sportstudium (Bachlor (1. Aufl.). Berlin: Springer.

Paulus, P., Schumacher, L. & Sieland, B. (2012). Medienkonsum von Schülerinnen und
Schülern – Zusammenhang mit Schulleistungen und Freizeitverhalten. Zugriff am:
7.5.2019.   Verfügbar   unter:
http://www.leuphana.de/fileadmin/user_upload/newspool/mel

Scheuch, K., Haufe, E. & Seibt, R.: Teachers' health. Dtsch Arztebl Int 2015; 112: 347-
56.DOI:103238/arztebl.2015.0347. Zugriff am 24.4.2019. Verfügbar unter:
https://www.aerzteblatt.de/archiv/170601/Lehrergesundheit

Seibt, R., Galle, M. & Dutschke, D. Präv Gesundheitsf (2007) 2: 228.
https://doi.org/10.1007/s11553-007-0082-0

Storch M., Krause F., Küttel Y. (2007) Ressourcenorientiertes Selbstmanagement für
Lehrkräfte. In: Rothland M. (eds) Belastung und Beanspruchung im Lehrerberuf. VS
Verlag für Sozialwissenschaften

5 Abbildungs- und Tabellenverzeichnis

5.1 Tabellenverzeichnis

BEI GRIN MACHT SICH IHR WISSEN BEZAHLT

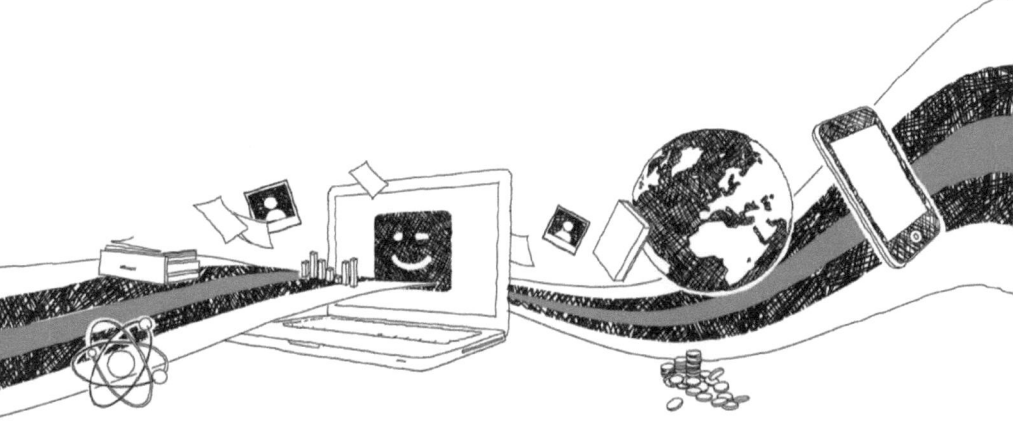

- Wir veröffentlichen Ihre Hausarbeit,
  Bachelor- und Masterarbeit

- Ihr eigenes eBook und Buch -
  weltweit in allen wichtigen Shops

- Verdienen Sie an jedem Verkauf

Jetzt bei www.GRIN.com hochladen
und kostenlos publizieren

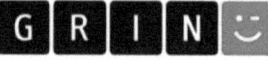